AF372582

TRAITEMENT

POUR TOUTE ESPÈCE DE MALADIES

DES CHEVAUX,

BŒUFS, VACHES ET MOUTONS,

Par DESMARÈS père, ancien Médecin vété-
rinaire, et pensionné.

Maladies des yeux. Coups sur l'œil.

LE Cheval ne peut supporter la lumière ; l'œil est
enflammé et la prunelle presque couverte : si la cause
est externe on lui fera une saignée au col ; si elle est interne elle est plus longue à guérir ; on peut s'en apercevoir facilement soit par la fracture ou par la meurtrissure.

Traitement.

Prenez six œufs de poule, vous y ferez un petit trou
dans le milieu, et vous en sortirez ce qui est dedans ;
quand vous les aurez bien vidés vous aurez deux onces
de vitriol blanc, que vous mettrez en poudre, vous
égalisez cette poudre dans les six coquilles ; ensuite
vous finirez de les remplir d'eau de fontaine, vous les
mettrez près du feu pour faire bouillir cette drogue ;
vous les ferez bouillir comme si c'était dans une cafetière ; quand ceci aura bouilli six à sept minutes,
vous les sortirez du feu, et vous viderez l'eau qui sera
dedans dans quelque chose ; la crasse du vitriol restera attachée à la coquille ; vous lui bassinerez quatre

fois par jour avec un linge ou un morceau d'éponge que vous tremperez dedans.

Du Dragon.

Le Dragon est une tache blanche, rouge ou noire, qui vient au milieu de l'œil ; elle s'étend et finit par couvrir toute la prunelle. Elle peut être occasionnée par un coup sur l'œil, ce qui demanderait plutôt une opération que les médicamens. Tous les remèdes deviennent inutiles, c'est de l'argent perdu ; on peut dire que cette maladie est incurable.

De la Gourme.

Cette maladie est une dépuration de la pituite épaisse, elle se fait par un dépôt sur les glandes situées sous la ganache, qui jette, ainsi que par les naseaux ; pour faire jeter facilement un cheval qui a de la peine à jeter.

Traitement.

Ayez deux onces de soufre vif ; pilez-le , vous en donnez un peu le soir et le matin dans du son : ensuite ayez de l'huile d'olive un quarteron sur une livre d'eau de fontaine ; battez le tout ; et deux à trois fois par jour vous en seringuerez les narines , et vous le ferez boire au blanc et tiède.

Fausse Gourme.

Cette maladie est plus dangereuse que la précédente, attendu qu'il se joint aux accidens de la fièvre une difficulté de respirer et de grands battemens de flancs ; il faut dans cette maladie beaucoup de lavemens rafraîchissans et tenir la tête chaude : tachez de faire venir la suppuration pour mettre le cheval hors de danger, le faire boire au blanc et tiède. Quand il n'y a point de tumeur sous la ganache, le cheval en est beaucoup plus malade, toutes les humeurs sont obligées de sortir par les naseaux ; cette humeur est plus jaune, par là on peut facilement distinguer cette maladie.

Traitement.

Prenez une poignée de sauge, deux poignées de graines de laurier, une poignée de sabine coupée en morceaux ; mettez le tout à cuire dans trois livres de vin ; faites le avaler au cheval lorsqu'il sera réduit à deux livres : faites lui ensuite une saignée au flanc ; deux jours après vous réitérez la même saignée de l'autre côté ; vous ferez prendre le même breuvage pendant trois jours, le matin à jeun ; vous aurez soin de le tenir chaudement, vous seringuerez les naseaux avec de l'huile et de l'eau battues ensemble ; il faut lui donner quatre fois par jour des lavemens rafraîchissans et le faire boire à l'eau blanche et tiède : si les glandes viennent à gonfler sous la ganache, il faudrait les graisser et les tenir chaudement pour tâcher de les faire percer ; alors le cheval sera plutôt guéri.

Du Rhume ou Mort-fondement.

Cette maladie est beaucoup plus considérable ; le cheval a les glandes engorgées, il est triste, dégoûté, tousse, jette par les naseaux une pituite puante, blanche ou verte ; il lui vient des humeurs sous la ganache, qu'il faut frotter avec de l'onguent composé avec de l'huile d'olive, un peu de cire jaune, un peu d'huile de laurier et du beurre frais ; vous mettrez le tout à cuire dans un pot, vous ajouterez un peu de térébenthine ; une fois fondu vous le sortirez du feu, et vous le frotterez trois fois par jour sous la ganache avec cette pommade, et vous tiendrez cette partie chaude ; vous aurez soin de lui donner des lavemens quatre fois par jour pour le moins, vous le ferez boire au blanc.

Barbillon ou Excroissances.

Ces excroissances viennent à côté des chocs d'en bas : ce mal empêche le cheval de boire et de manger : sa guérison dépend de l'adresse de celui qui fait l'opération ; il faut introduire des ciseaux sous la lan-

gue et couper d'un seul coup, en tenant la langue,
ces barbillons à droite et à gauche ; pour cela faire,
il faut avoir un passe-dents pour lui ouvrir la bouche,
ensuite on lui donnera un coup de corne pour le saigner, on aura ensuite des porreaux, du sel, du fort
vinaigre, on lui en lavera bien la bouche, cela lui
fera prendre l'appétit.

Cirons.

Ce sont de petits boutons blancs qui viennent au
dedans des lèvres supérieures et inférieures, ce qui
incommode beaucoup le cheval.

Traitement.

Il faut seulement lui racler avec un couteau ou
quelque chose qui ne soit pas tranchant ; vous enle-
verez ces peaux blanches, ensuite frottez ceci avec
du fort vinaigre et du sel ; si votre cheval ne mange
pas, saignez-le à la bouche.

Des Surdents.

On appelle surdents des dents machelières inégales,
qui sont plus d'un côté que de l'autre ; elles deviennent
souvent pointues et blessent lés lèvres et le palais du
cheval : il faut ouvrir la bouche du cheval avec un
passe-dents, lui couper ou casser les pointes qui
avancent plus que les autres ; ceci se fait avec une
gouge : après cette opération faite, mettez lui un morceau de lime carrée au travers de la bouche, et attachée de chaque bout, pour lui laisser ronger 2 heures.

Des Barres et de la langue blessée.

Il faut regarder s'il y a de la pourriture ou une simple
égratignure.

Traitement.

S'il y a une plaie qui suppure, il faut la bien
nettoyer avec du vinaigre et du sel ; ensuite vous
aurez une pierre de vitriol que vous lui poserez dessus ;
vous continuerez jusqu'à parfaite guérison. S'il n'y a
qu'une simple fente ou égratignure, ou que la lan-

gne soit blanche, vous frotterez celle-ci avec du vinaigre, du sel de pourras et du miel commun ; s'il y a beaucoup d'inflammation vous le saignerez à la langue.

Du Tic.

Le tic vient de naissance, quelquefois de mauvaises habitudes. Cette maladie est presque incorrigible ; il y a des personnes qui mettent des colliers pour empêcher que le cheval ne tique, mais de suite que vous lui sortez le collier et qu'il ne se sent plus serré, il revient à son premier principe ; il y a même des chevaux qui tiquent dessus toute chose ; quant à moi, je pense que ce défaut est incorrigible.

Du mal de Cerf.

Cette maladie est une espèce de maladie universelle, qui tient le corps roide, particulièrement le col et les mâchoires ; ses yeux se tournent comme s'il était prêt à mourir. Il a des battemens de cœur et de flanc.

Traitement.

Il faut saigner votre cheval au col et au flanc, et lui faire une forte saignée ; trois heures après vous ressaignerez, mais non pas si fort que la première ; il faut faire ceci quatre fois par jour, toujours en diminuant vos saignées. Si vous voyez que le corps soit plus attaqué que le col, abandonnez la saignée du col, pour vous en tenir à celle du flanc. Il n'y a que les saignées qui puissent guérir cette maladie ; cependant il faut avoir des herbes aromatiques, comme lauriers, sauge, romarin, sabine ; faire bouillir le tout dans une chaudière avec de la lie de vin, et en faire un cataplasme sur les parties affectées : il faut continuer jusqu'à parfaite guérison. Faites boire votre cheval au blanc, et n'oubliez pas les lavemens rafraîchissans, qui sont le contre-poison de toutes les maladies. Je crois vous en dire assez pour que vous ne les oubliez pas.

Autres Tumeurs sur le Garrot.

Cette tumeur vient souvent de la morsure d'un autre cheval ou d'un coup : il faut de suite lui faire une insion à l'endroit le plus enflé ; ensuite vous aurez deux ou trois pierres à cautères , que vous ferez fondre dans un peu d'essence de térébenthine, vous l'appliquerez dans l'incision, et vous verrez que ce remède fera sortir le sang extravasé ; si la tumeur est très-grosse, il faut trois incisions, une de chaque côté et l'autre dessus ; si ladite tumeur vient en suppuration , vous emploierez l'onguent précédent ; mais si vous le prenez à temps , il n'y aura pas de suppuration ; il faut vous observer que, pour fondre les pierres à cautères , il ne faut que très-peu d'essence de térébenthine, autrement vous ôteriez la force à votre remède, et il ne pourrait faire sortir le sang extravasé. Vous pourrez vous servir de ce remède pour toutes sortes de tumeurs nouvellement faites, comme aussi pour les piqûres de clous , trous et ferrement tranchant ou aigu ; ceci vous ôtera sur-le-champ l'inflammation, et fera sortir le sang extravasé , et en même-temps cicatriser la plaie. Vous pouvez vous en servir pour toute espèce de morsures , si venimeuses qu'elles puissent être, même pour les morsures de chiens enragés. C'est un remède infaillible pour toute espèce d'accidens.

De l'Ecorchure entre les ars du cheval.

On appelle le cheval frayé entre les ars , lorsqu'il est écorché dans les plis de cette partie ; cet accident, qui est fort léger, arrive souvent par la faute du palefrenier, qui n'a pas soin de nettoyer ses écuries , et le fumier les échauffe. Il faut avoir soin de bassiner cette plaie avec de l'eau tiède ; et toutes les fois que vous la bassinerez, ayez soin, après le premier pansement, de graisser ladite partie avec de la graisse de rognons de matous.

De la Loupe.

La loupe est une tumeur molle et non sensible , enfermée par un kiste ou poche, laquelle nettoie les humeurs ; la loupe est ordinairement entre le cuir et les muscles , aux parties membraneuses. Lorsque la loupe roule, elle est très-facile à sortir, mais lorsqu'elle est adhérente elle est plus difficile à guérir, e'est qu'elle est placée sur les articulations.

Traitement. La loupe molle : vous n'avez qu'à lui donner un coup de flamme, dans le moment elle va se vider ; ensuite mettez un emplâtre de l'onguent fait avec la térébenthine, la cire neuve, le suif de mouton et un peu d'huile d'olive ; vous ferez cuire le tout dans un pot de terre vernissé ; servez-vous de cet onguent jusqu'à parfaite guérison. Pour la loupe qui se trouve sur les articulations, il faut lui donner un coup de flamme, et faire l'ouverture suivant la grosseur de la loupe : ensuite vous mettrez dans votre incision une pierre à cautères que vous enfermerez dans la place que vous avez faite, le plus près que vous pourrez de la loupe ; enfermez ladite pierre dans cette ouverture avec un emplâtre de diachilon ; faute de celui-ci, avec du brai gras ; laissez cet appareil vingt-quatre heures ; ensuite vous mettrez de l'onguent précédent, pour attirer la suppuration. S'il reste quelque morceau de ladite loupe, revenez à la charge, mettez une autre pierre sur le morceau qui reste : voilà le vrai moyen d'enlever les loupes.

Des Malandres.

C'est une espèce d'ulcère qui se forme au pli du genou, en dedans, où la peau se trouve fendue et rongée par l'âcreté des humeurs qu'il en sort ; ce mal rend le cheval boiteux ou lui tient le genou roide ; le poil en cet endroit est mouillé, hérissé, plein de saleté, et garni de croûtes plus ou moins grosses. On dit que ce mal n'est pas facile à guérir. Nos auteurs disent même qu'il ne faut que chercher à l'adoucir.

Traitement. Prenez trois œufs de poule, mettez-les sous la braise, faites les bien cuire, ensuite coupez-les en deux pour avoir le jaune, ayez quatre onces de cire neuve, autant d'huile d'olive, deux onces de térébenthine ; faites fondre votre cire avec la térébenthine dans un pot de terre vernissé ; tant que votre cire et la térébenthine fondront, mettez votre huile dans une écuelle, débrouillez bien vos jaunes d'œufs avec cette huile ; ensuite versez le tout dans votre pot, laissez-le un peu cuire avec la cire et la térébenthine environ quatre minutes, vous sortez votre onguent de dessus le feu, ensuite vous le laisserez refroidir ; une fois froid, ayez quatre onces de précipité rouge, mêlez-le avec votre pommade, avec un morceau de bois, voilà votre pommade faite ; vous prenez gros comme une noisette chaque fois que vous allez panser votre cheval ; il faut frotter la plaie bien ferme deux fois par jour avec ladite pommade sans autre chose, et en peu de jours le cheval sera guéri.

Du Sur-os, de l'Osselet et de la Fusée.

Le sur-os est une tumeur dure, cailleuse et sans douleur, qui croît sur l'os même du canon, à la partie latérale ; on en distingue de plusieurs espèces, la principale est lorsqu'elle est placée dans le genou ou sous le tendon qu'on nomme nerf : il fait boiter le cheval, et le rend incapable de service ; ces maladies viennent souvent au cheval, pour cause de blessure, sur les os, au travers du périoste ; les maladies internes peuvent aussi y contribuer.

Traitement. Il faut battre le sur-os avec un bâton plat, faire en sorte de l'amollir ; prenez une pierre à cautère, après que vous aurez coupé le poil, vous appliquerez ladite pierre dessus le sur-os, et vous y mettrez un emplâtre de diachilon pour tenir votre pierre ; vous la laisserez six heures sans la regarder, ensuite vous leverez votre emplâtre, vous regarderez si le sur-os est devenu noir : si cela est, le remède a fait son effet ; faute de ce, vous le lui remettrez et le laisserez jusqu'à ce qu'il deviendra noir ; ensuite vous y mettrez de l'onguent suppuratif jusqu'à ce qu'il soit guéri.

Molettes, Goglion et Osselet.

La molette est une tumeur tendre et molle, de la grosseur d'une noisette, sans douleur dans les commencemens, et remplie d'eau dans cette partie latérale du boulet tant intérieur qu'extérieur. Si la molette n'est que depuis peu de jours, et qu'elle provienne de la force du travail, le remède est très-simple ; donnez- lui du repos, faites tremper ses jambes à l'eau courante pendant quelques matins, les molettes disparaîtront ; mais si la molette est chevillée ou nerveuse, le cheval ne vaut pas grand'chose, il sera bientôt hors d'état de travailler ; le feu est la dernière ressource, c'est même très-rare quand cela réussit. L'osselet, c'est ce que nous appelons sur-os ; la réussite la plus assurée est par l'effet de la pierre à cautère, et le battant bien avec un morceau de bois plat, comme j'ai dit pour le sur-os des jambes.

Forme.

La forme est une tumeur indolente qui croît d'une grosseur considérable, près la couronne, sur un tendon qui s'y trouve, empêche le suc nourricier de passer dans le petit pied et dans la corne, ce qui occasionne le desséchement de toute la partie inférieure, et finit par estropier le cheval.

Traitement. La pierre à cautère est le plus prompt remède, et le faire prendre selon la grosseur ; il y a des artistes qui commencent par le dessoler ; c'est la manière de voir d'un chacun ; je ne vous le défends pas, ni ne vous l'ordonne.

De l'atteinte du Javar.

Il y a trois espèces de ces accidens, savoir : sur les tendons, au dessus de la corne et sous la corne : ce dernier porte coup dans le petit pied, et il n'y a pas d'autre remède que de le dessoler. Quant à celui de dessus la corne, le feu ou la pierre à cautère est son remède ; et quant à celui des tendons, qui sont les nerfs, les onctions sont le meilleur remède ; et s'il suppure, l'onguent suppuratif.

De l'Enchevetrure.

L'enchevetrure est une plaie ou meurtrissure que le cheval se fait en pâturant, pour s'être pris dans la longe ; il se scie, pour ainsi dire, le pâturon ; c'est une imprudence de son maître de l'avoir attaché pour le faire pacager. Il faut appliquer l'onguent de Siram.

De la Crapaudine.

Il vient sur le dos de la couronne, un peu au-dessous du sabot, à la partie antérieure de la jambe de devant et de celle de derrière, un ulcère par où distille une humeur âcre et mordiquante ; c'est quelquefois le reste d'une atteinte que le cheval s'est donné : cet ulcère se nomme crapaudine ; il jette une grande quantité d'eau rousse, ce qui fait boiter le cheval : en ce cas servez-vous de l'onguent rouge.

Mal de Téte, de Feu ou d'Espagne.

Le cheval a la tête lourde, la bouche brûlante, le poil et le crin lui tombent, il perd l'appétit et ne peut fienter.

Traitement. Il faut promptement saigner le cheval peu et souvent, afin de ne pas trop l'affaiblir ; six heures après la saignée, lui donner un lavement rafraîchissant ; les lavemens doivent être réitérés quatre fois par jour ; il faut lui donner un breuvage composé de deux onces de thériaque, une cuillerée de miel commun, un peu de sucre dans une chopine de vin rouge. Sa boisson doit être de l'eau blanche.

Mal de Téte de contagion.

La tête du cheval est enflée, les yeux sortent de leur orbite et sont enflammés ; une matière verte sort du naseau et se communique facilement.

Traitement. Il faut lui faire une saignée au cou et au flanc ; à deux heures de distance l'une de l'autre, la première doit se faire au cou. Deux heures après les saignées, il faut lui donner un lavement rafraîchissant : dans votre lavement vous ajouterez deux poignées de racines d'angélique, une poignée de gentiane, un peu de miel ; le lendemain vous lui ferez un breuvage avec de la racine d'angélique, une poignée de petite sauge, une poignée de sabine, une poignée de graines de laurier : faites bouillir le tout dans trois livres de vin rouge réduites à deux ; vous presserez le tout dans un linge, et l'exprimerez pour en faire sortir le suc ; vous le ferez prendre tiède : vous continuerez les lavemens jusqu'à parfaite guérison. Sa nourriture doit être du son mouillé, et lui tenir la tête chaude.

Maladies des yeux. Coup sur l'œil.

Le cheval ne peut supporter la lumière ; l'œil est enflammé, et la prunelle presque couverte : si la cause est externe, on lui fera une saignée au cou ; si elle est interne, elle est plus longue à guérir : on peut s'en apercevoir facilement, soit par la fracture ou par la meurtrissure.

Traitement. Prenez six œufs de poule, vous y ferez un petit trou dans le milieu, et vous en retirerez ce qui est dedans ; quand vous les aurez bien vidés, vous aurez deux onces de vitriol blanc, que vous mettrez en poudre ; vous égaliserez cette poudre dans les six coquilles ; ensuite vous finirez de les remplir d'eau de fontaine ; vous les mettrez près du feu pour faire bouillir cette drogue ; vous les ferez bouillir comme si c'était dans une cafetière : quand ceci aura bouilli six à sept minutes, vous les sortirez du feu et vous viderez l'eau qui sera dedans dans quelque chose : la crasse du vitriol restera attachée à la coquille. Vous lui bassinerez les yeux quatre fois par jour avec un linge ou un morceau d'éponge que vous trempez dedans.

Des Avives.

Les Avives sont une inflammation des glandes parotides ; ces glandes sont sous l'oreille en descendant vers le coin de la ganache : ce mal est toujours accompagné de coliques ; le cheval se tourmente, se débat vivement et ne peut uriner.

Traitement. Il faut lui mettre de la paille fraîche sous le ventre ; si cela ne le fait pas uriner, on lui introduira un gros grain de poivre dans la verge ; si cela ne réussit pas, ayez deux poignées de graine de laurier, deux poignées de racine de persil, une poignée de sabine ; coupez le tout bien menu, faites-les bouillir dans trois livres de vin rouge, faites-les prendre au cheval et couvrez-le chaudement : si dans deux heures votre cheval ne va pas mieux, ayez deux onces de fiente de pigeon, deux poignées de racine de persil, faites bouillir le tout dans trois livres de vin, ensuite faites-le lui prendre ; de suite après ayez de fort vinaigre, un peu de sel, faites fondre votre sel dans le vinaigre, remplissez votre bouche de cedit vinaigre, jettez-le dans ses oreilles, frottez-les un peu, dans le moment votre cheval sera mieux ; il faut le priver de manger pendant vingt-quatre heures ; vous pouvez le faire boire au blanc et tiède, peu et souvent. Si la maladie résiste, faites lui faire une saignée au flanc, réitérez cette saignée deux ou trois fois.

De la Gourme.

Cette maladie est une dépuration de la pituite épaisse ; elle se fait par un dépôt sur les glandes situées sous la ganache, et qui jette quelquefois ainsi que par les naseaux ; pour faire jeter facilement un cheval qui a de la peine à jeter.

Traitement. Ayez deux onces de soufre vif, pilez-le, vous en donnez un peu le soir et le matin dans du son, ensuite ayez de l'huile d'olive, un quarteron sur une livre d'eau de fontaine, battez le tout, deux ou trois fois par jour, vous en seringuerez les narines, et vous le ferez boire au blanc et tiède.

Du Rhum ou Mort-fondement.

Cette maladie est beaucoup plus considérable : le cheval a les glandes engorgées, il est triste, dégoûté, tousse, jette par les naseaux une pituite puante, blanche ou verte, il lui vient des humeurs sous la ganache qu'il faut frotter avec de l'onguent composé avec l'huile d'olive, un peu de cire jaune, un peu d'huile de laurier et du beurre frais ; vous mettrez le tout cuire dans un pot ; vous ajouterez un peu de térébenthine ; une fois fondu, vous le sortirez du feu, et vous le frotterez trois fois par jour sous la ganache avec cette pommade, et vous tiendrez cette partie chaude. Vous aurez soin de lui donner des lavemens quatre fois par jour pour le moins ; vous le ferez boire au blanc.

Vertigo ou Frénésie.

Le cheval met sa tête entre les jambes, la laisse retomber fort lourdement, et se bat contre les murs.

Traitement. Il faut saigner le cheval peu et souvent, comme j'ai dit à la maladie précédente ; mais à celle-ci il ne faut pas faire de fortes saignées. Cette maladie est une espèce de rage. Il faut avoir de suite après la première saignée, deux poignées de rue, deux de petite sauge, deux de triolet, deux bonnes poignées de sel commun, une once d'écorce d'orange verte, vingt clous de girofle ; vous pilez le tout dans un mortier : ensuite vous ajouterez une livre et demie de vin blanc, et vous exprimerez le tout avec un linge, pour en retirer le suc que vous ferez prendre froid à votre cheval ; deux heures après le remède pris, vous ferez en sorte de donner des lavemens à votre cheval, que vous réitérez : il suffit une fois de faire prendre ledit remède ; mais les lavemens et les saignées, il faut les continuer jusqu'à parfaite guérison. Il faut piler le sel et les clous de girofle en particulier, et quand tout est bien pilé, on met le tout ensemble, et on le laisse tremper dans le vin pendant une heure.

Du Farcin.

Cette maladie est une corruption de la masse du sang aigri par une humeur âcre et corrosive, qui cherche à se dépurer à l'extérieur du cuir, sous la forme de bubons qui enfin crèvent d'eux-mêmes.

Traitement. Il faut faire une saignée au cou, le lendemain une au flanc, ensuite il faut percer les bubons avec de la flamme, et mettre un morceau de pierre à cautère dans l'ouverture, aussi avant qu'on pourra. Quand vous verrez que les bubons viennent en suppuration, il faut bien les bassiner avec du lessif fait des cendres de sarment, et donner quelques lavemens rafraîchissans, et lui donner deux fois par jour une once de fleur de soufre, avec du son, pendant huit jours.

Courbature.

Cette maladie vient aux chevaux abîmés par la fatigue ; elle est aiguë et violente , et de peu de durée ; elle leur ôte toute faculté, joint aux mêmes accidens que dans la pousse.

Traitement. Il faut le saigner au flanc , ensuite lui faire prendre un breuvage composé de sauge , sabine , graine de laurier , une once de fleur de soufre , et trois livres de vin rouge que vous ferez bouillir ensemble , jusqu'à réduction du tiers.

De la Toux.

Tout cheval qui tousse ne doit pas être regardé comme poussif, quoique cet accident en soit un symptôme : cela vient parfois pour avoir mangé de la poussière ou quelques corps étrangers.

Traitement. Prenez deux poignées d'hysope , faites-les bouillir dans trois pintes d'eau : quand vous verrez que votre eau sera réduite d'un tiers, vous y ajouterez deux cuillerées de miel commun et deux cuillerées de vinaigre ; vous le laisserez bouillir deux minutes ; ensuite vous le passerez dans un linge pour en exprimer le suc, et le lui ferez prendre tiède, tous les matins, à jeun, pendant huit jours. Il ne faut laisser manger le cheval que deux heures après, il faut aussi lui donner une once de fleur de soufre dans du son sec ; tous les soirs, pendant que vous ferez usage du breuvage, il faut lui faire deux saignées aux flancs, l'une au commencement du traitement et l'autre à la fin.

Des Tranchées.

Les tranchées sont un tiraillement causé par l'abondance des matières , ou par leur qualité corrosive ou par un engorgement du sang. On connaît qu'un cheval a les tranchées, lorsqu'il se débat, et qu'il cherche sans cesse à se coucher.

Traitement. Il faut le saigner aux flancs et lui donner un breuvage composé d'une poignée de sabine, une de sauge, une de graine de laurier, que vous ferez bouillir dans trois livres de vin rouge, et lui donner beaucoup de lavemens rafraîchissans.

Rétention d'Urine.

On voit rarement cette maladie seule ; elle est ordinairement la suite des tranchées ou des maladies du
ventre , si elle n'était pas accompagnée des tranchées.

Traitement. Faites bouillir dans trois livres de vin
blanc deux bonnes poignées de persil avec sa racine,
coupé en petits morceaux ; vous ajouterez deux onces
de fiente de pigeon ; passez-le dans un linge , et le
faites prendre tiède , par une narine , avec une bouteille ; il faut aussi donner beaucoup de lavemens
rafraîchissans.

De l'Effort ou faux Ecarts.

Lorsque l'on a reconnu que le mal est dans l'épaule ,
il faut lui faire le même appareil que j'ai déjà indiqué à
l'article du bœuf , et suivre le même traitement : si le
mal est au pied ou à la jonction du pied , il faut faire
la saignée à la pince.

MALADIES DES BOEUFS ET VACHES.

Indigestion du manger.

Il arrive fort souvent que l'animal mangeant trop
de grain , il reste dans la panse ou barque, ce qui
s'appelle aussi être embarqué : le manger ne se digérant
que difficilement, l'animal ne mange que peu , difficilement et sans appétit ; il a cependant toujours le corps
plein ; cela arrive communément à ceux que l'on en-
graisse au grain. Il faut se donner de garde de saigner
en cette circonstance , car , détruisant la chaleur , vous
rendriez le mal incurable.

Traitement. Dans un pot d'eau de son mettez une
muscade ; pour deux sous de cannelle , une demi-livre
de savon noir et un démiard d'huile d'olive : l'on ré-
pétera le breuvage au bout de vingt-quatre heures ,

s'il en est besoin ; il faut que l'animal fasse diète de manger et non de boire.

Mauvaise eau ou Indigestion d'eau.

La mauvaise eau provient de la crudité des eaux, qui, étant prises en trop grande quantité, séjournent par leur froideur, et qui, à force de séjourner, putrifient et corrompent la panse, la vessie et les intestins, ce qui cause la mort. L'on s'en aperçoit en ce que la vache ne donne point tant de lait, et ne mange que peu ou point. En fesant flotter le flanc droit avec le poing gauche, la main droite sur l'échine du dos, prêtez l'oreille, vous entendrez mouvoir la mauvaise eau.

Traitement. Dans une chopine d'urine d'homme mettez six têtes d'ail, deux pincées d'absinthe pilée et une bonne demi-poignée de sel ; s'il en reste encore au bout de douze heures, il faut piler pour six liards de vitriol de Chypre, que vous ferez fondre dans deux verres d'eau, devant le feu, sans bouillir ; et étant fondu, vous le mettrez dans du cidre, ensuite balayerez de la suie de la cheminée, que vous passerez au tamis, froissant avec la main dans ce tamis, pour la faire passer ; de laquelle suie en mettrez deux fois plein une cuiller à bouche, dans votre breuvage ; et l'ayant bien remué, il sera prêt à donner.

Tranchées ou Coliques et Indigestions.

Symptômes. Dans cette maladie, le bœuf se tourmente, se couche, se lève promptement et devient enflé : ces symptômes sont accompagnés d'un plaint très-fort, ses oreilles deviennent froides, il ne rumine point. Si les oreilles deviennent tantôt froides, tantôt chaudes, alors ce n'est qu'une indigestion. Quand les oreilles restent froides, c'est le vrai symptôme d'une colique occasionnée par la froideur.

Traitement. Il faut saigner le bœuf à la veine du flanc : ensuite il faut faire chauffer du son dans une chaudière ou chaudron, le mettre dans un sac, l'appliquer sur les reins, le couvrir d'une couverture. Faites ensuite bouillir, dans deux livres de vin rouge, une jointée de graine de laurier, écrasée : faute de graine de laurier, mettez-y une poignée de sabine, une poignée de petite sauge et quelques feuilles de laurier ; laissez bouillir le tout un demi-quart d'heure. Vous passerez la liqueur dans un linge, vous l'exprimerez autant que possible, et vous mettrez cette liqueur dans une bouteille ; quand elle ne sera que tiède, vous la ferez avaler au bœuf malade, et le laisserez tranquille.

Si les tranchées continuent, vous réitérerez le même breuvage trois heures après, et vous le tiendrez toujours chaudement. Si dans les vingt-quatre heures le bœuf n'est pas guéri, il faut réitérer la saignée à la même veine de l'autre côté, et non ailleurs ; il faut le priver de nourriture pendant sa maladie. Voilà les traitemens pour guérir ces maladies.

Fraîcheur, Refroidissement, Coup-d'air, Pleurésie.

Symptôme. L'animal se plaint, surtout lorsqu'il marche en descendant ; il a les oreilles froides, il est roide, marche à peine, ne rumine point ou peu.

Il faut de suite le saigner à la veine du flanc et non à autre veine. Réitérez la saignée chaque jour, à la même veine, de l'autre côté, jusqu'à ce que l'animal cesse de se plaindre ; car on connaît la guérison lorsque le plaint diminue, et non autrement.

Le bœuf saigné, il faut le faire transpirer ; pour cela, faites griller vingt livres de son dans une grande chaudière ; quand il sera très-chaud, mettez-le dans un sac, appliquez-le sur les reins du bœuf, couvrez-le par-dessus d'une couverture très-chaude, et lui faites une bonne litière, pour qu'il puisse se coucher. Vous réchauffez le son toutes les dix heures, c'est-à-dire, qu'il faut en avoir dans deux sacs. Vous appliquerez le second bien chaud, quand vous tirez le premier ; ainsi, dix heures après, vous remettrez le premier que vous aurez encore fait réchauffer.

Il faut ménager la nourriture à l'animal, c'est-à-dire, lui donner peu, le faire boire au blanc toujours chaud.

Il faut aussi lui donner des lavemens rafraîchissans pendant sa maladie.

Voilà les seuls remèdes à faire.

Pissement de sang.

Traitement. Il faut saigner le bœuf au flanc, ensuite lui donner quelques lavemens rafraîchissans. Si le bœuf pissait le sang le lendemain, il faudrait le saigner à la même veine de l'autre côté, et continuer les lavemens jusqu'à parfaite guérison, le nourrir avec de bon foin, le faire boire au blanc.

Maladie de poitrine.

Le symptôme de cette maladie est que le bœuf tousse souvent ; et si en toussant il sort la langue ou qu'il allonge la tête, et qu'il se replie en approchant ses quatre pieds en enflant le dos, c'est la marque que les poumons sont altérés.

Traitement. Il faut lui faire une petite saignée au flanc ; puis faire bouillir deux poignées de l'hysope, deux cuillerées de miel commun dans quatre livres d'eau, réduites à trois, lui faire avaler ce breuvage, tous les matins, à jeun, les trois livres à la fois, et on en fait chaque matin, pendant huit jours ; et pendant le traitement, on le fait boire au blanc et tiède. Si après huit jours la toux ne diminuait pas, le plus court est de le vendre au boucher.

Faiblesse de Nerfs, espèce de Paralysie.

Symptômes. Les jambes de derrière s'approchent de celles de devant ; il laisse aller son derrière de côté et d'autre quand il marche, et le pied se plie en forme de genou : à peine a-t-il la force de le relever. Le bœuf mange comme à l'ordinaire, il a l'air gai et point malade ; il rumine aussi.

Traitement. Les traitemens deviendraient inutiles ; il vaut mieux vendre le bœuf pour la boucherie, parce qu'après trois jours de cette maladie, il tombe de son derrière et ne se relève plus, quoiqu'il mange comme à l'ordinaire.

Maladie de la Langue, ou espèce d'Epidémie.

Symptôme. Le bœuf bave beaucoup, il ne peut guère manger ni boire ; le bouvier doit alors lui tirer la langue, il trouvera dessus une noirceur, une fente ou une petite plaie quelconque.

Traitement. Il faut le saigner à la langue, ensuite avoir du bon vinaigre, du sel et une poignée de poireaux, et bien laver et frotter la langue, le palais et toute la bouche ; ensuite on brûle la plaie avec une pierre de vitriol, qu'on tient un petit moment dessus.

On fait ce pansement trois fois par jour, jusqu'à parfaite guérison.

Sa nourriture doit être rafraîchissante, c'est-à-dire, avec des feuilles de raves, si on peut, ou, à défaut, de foin mouillé avec de l'eau blanche, et le faire boire blanc et toujours tiède.

Maladie des Yeux.

Traitement. Si l'on s'aperçoit que le bœuf ait les yeux rouges et larmoyans, il faut le saigner au cou deux fois ; si après deux ou trois jours on s'aperçoit qu'il survienne quelque tache blanche, il faut avoir une once de sel ammoniac, le bien réduire en poudre, en mettre dans un tuyau de plume d'oie, et le souffler dans l'œil malade ; il faut chaque fois qu'il y ait au moins la hauteur d'un pouce de sel dans le tuyau, en souffler deux fois par jour, jusqu'à ce que la tache soit disparue.

Il faut tenir cette poudre d'ammoniac dans un endroit bien sec, parce que l'humidité la ferait fondre.

Des Purgations.

On sera peut-être étonné de voir que dans ce traité des Maladies des bœufs et vaches, je ne parle pas de purger ces animaux : la raison en est simple, c'est que la nature y a pourvu. Ces animaux se purgent toutes les fois qu'ils mangent ; les herbes leur fournissent tous les sels purgatifs , et en ruminant, ils rendent tous les phlegmes qui pourraient leur nuire. Purgation, quant aux animaux , est un mot vide de sens : quant aux hommes qui le savent comme moi , cela ne pourrait signifier que purger la bourse du propriétaire du bœuf ; quant aux ignorans , parce qu'ils l'auront entendu dire à leurs maîtres, ou par l'abus d'une vieille routine , ou par la lecture de quelques mauvais livres , ils pourront s'entêter la-dessus. Mais, n'y croyez pas ; je les mets au défi de faire rendre à un bœuf, avec toutes les drogues de la pharmacie , plus de matière et autre matière que celle qu'il fait en mangeant ses alimens ordinaires. Ils pourraient bien par là lui causer des inflammations et le faire crever ; mais jamais ils ne lui feraient rendre une glaire de plus, que celle qu'il rend naturellement.

Humeur qui se porte entre le gros nerf et le tendon du jarret, à la suite des fatigues et de plusieurs années de travail, ou de travail forcé, appelée Vessigon.

Symptôme. Est que la cave du jarret devient enflée ; il s'y forme une vessie remplie d'eau , et dans le commencement le bœuf ne boite pas ; mais à la fin il boite, et ne peut plus aucunement travailler.

Traitement. Il faut donner un coup de flamme sur cette bouteille ou vessie ; il en sort des eaux claires et jaunâtres. Ayez un fer rond ou carré, un peu plus gros qu'une baguette de fusil, faites-le rougir au blanc, et portez-le dans l'incision faite avec la flamme , en l'enfonçant jusqu'à ce que vous ayez atteint la vessie. Si comme il arrive très-souvent il se trouvait deux vessies, une d'un côté, une de l'autre, poussez votre fer jusqu'à ce qu'il passe d'outre en outre. Ce fer rouge brûle la vessie en passant, elle pourrit ensuite ; les chairs reprennent leur place, et le bœuf est guéri, moyennant qu'on lui graisse la plaie deux fois par jour.

Effort aux Testicules.

Cette maladie est incurable ; aussitôt qu'on s'en aperçoit par le gonflement de cette partie, il ne faut que
panser le bœuf pour l'engraisser, afin de le vendre le
plus promptement qu'il vous sera possible, parce que
si l'hémorragie survenait, elle ne pourrait plus s'arrêter,
et le bœuf périrait par la perte de son sang.

Recette d'un moyen préservatif contre l'Épizootie régnante.

Pilez du camphre dans un mortier, pour le faire fondre : jetez quelques gouttes de bon vinaigre , ensuite
vous mettrez cette préparation dans la quantité de vinaigre que vous voulez employer, vous y ajouterez du
sel , du poivre, des aulx pilés , du romarin, de la sauge,
du pillieux et des oignons.

Laissez tremper le tout pendant vingt-quatre heures :
après quoi vous laverez pendant trois jours les oreilles,
les naseaux et les cornes de chaque bœuf ou vache, trois
fois le jour, et autant de fois vous parfumerez l'écurie
en y brûlant du genièvre. Les bestiaux doivent rester
dans l'écurie , sans aller au champ pendant les trois
jours du traitement.

Nota. Il faut, par tête de bétail, une chopine de vinaigre , un demi-gros de camphre et un gros et demi
de poivre.

On doit faire usage de ce préservatif pour le bétail
bien portant, afin qu'il échappe à l'Epizootie.

Manière de faire les fumigations pour la désinfection des étables.

Après avoir fait sortir le bétail de l'étable, on fer-
mera les portes , fenêtres et autres ouvertures, on met-
tra, dans un plat de terre placé sur un réchaud chargé
de cendres chaudes, quatre onces de sel de cuisine,
deux onces d'oxide de manganèse en poudre et bien

mélangés ; on versera dessus deux onces d'huile de vitriol : on sortira sur-le-champ en fermant la porte ; on ouvrira les portes et fenêtres douze heures après, et on attendra, pour remettre le bétail dans l'étable, que l'on puisse librement en respirer l'air.

Nota. On a recommandé la plus grande publicité de ces différentes recettes contre l'Epizootie.

Traitement pour les Vers.

Prenez une demi-once de fleur de Séram, faites-la infuser avec un peu d'eau en place de thé, faites-la prendre à la personne atteinte des vers, vous verrez que vingt-quatre heures après elle rendra par le fondement tous les vers qu'elle pourrait avoir dans le corps, et dans le moment même la douleur est calmée.

Remède pour la Gale.

Prenez une once de graine de Sivadille ou graine de Capucine : réduite en poudre, mettez-la dans quatre onces d'huile d'olive ; laissez-la infuser ou tremper à froid dans ladite huile, ensuite frottez-vous de ce remède pendant trois fois de suite : aucune gale ne peut résister quelqu'invétérée qu'elle soit.

MALADIES DES MOUTONS.

Composition de l'Onguent Langue de Cerf, pour la guérison des Maladies internes et externes des Brebis.

La plante que l'on nomme *Langue de Cerf* fleurit dans le mois de mai ; c'est dans ce temps qu'on la cueille. On la pile dans un mortier, pour en tirer le suc ; on prend une livre de ce suc et une pareille quantité de beurre frais ; on met ce jus et ce beurre dans un grand vaisseau pour les faire bouillir environ un quart d'heure; on verse ensuite ce mélange dans une large terrine d'étain ou de terre vernissée, pour le laisser refroidir. Lorsque tout est bien refroidi, on prend ce qui surnage sur la partie liquide, et on le remet dans un pot de terre vernissé. On place ce pot auprès du feu pour faire fondre le mélange une seconde fois; lorsque tout est bien fondu, on le laisse refroidir, ce qui donne un onguent verdâtre : cet onguent est fébrifuge, alexifarmaque; pris intérieurement sous la forme de bol, il guérit la fièvre, le flux de sang, les morsures des serpens et autres animaux venimeux; appliqué extérieurement, il guérit la gale, les boutons, et autres maladies cutanées auxquelles les bestiaux sont sujets.

Maladie de la Bouchûre.

Un mouton bouché est triste et ne mange pas; il faut faire bouillir du son de froment, puis, après avoir fait fondre dedans gros comme le pouce de savon coupé menu, lui en faire avaler plein une cuillère, et répéter le remède au bout de vingt-quatre heures, s'il est nécessaire.

Pour la Gale.

Il faut bien séparer la laine pour graisser, non seulement sur la gale et les bubons, mais encore tout autour, même un pouce au-delà, ce qui s'appelle l'arrêter.

Graisse contre cette Gale.

Dans une livre de graisse de porc incorporez cinq gros de vif-argent, jusqu'à ce qu'il soit imperceptible, ce qui est essentiel pour que la graisse soit bonne : vous y ajouterez de l'ardoise neuve pilée et passée au tamis. Vous en mettrez jusqu'à ce qu'elle soit bleue, alors vous vous en servirez.

Recette pour la maladie la plus dangereuse des Moutons.

Cette maladie est ordinairement traitée, par nos maréchaux-experts, *Toux ou Gravelée*. Ce n'est rien autre chose qu'une fraîcheur souvent occasionnée par le fumier. Une seule attaque de cette maladie peut gâter tout un troupeau ; mais sitôt que l'on s'en aperçoit (alors le mouton tousse, se jette le nez contre terre et répand une espèce de liqueur par les naseaux, qui de plus en plus devient puante) retirez vite ce mouton du troupeau, mettez-le paître dans un lieu où les autres ne vont pas.

Achetez pour le guérir une demi-livre de bon miel, écrasez une demi-livre de senegrain, faites-en une pâte liquide, en y ajoutant un peu d'huile de terre; faites-lui en prendre gros comme une noix, le matin et le soir, jusqu'à la fin, il sera guéri.

Avis salutaire pour le pasteur.

Lorsque vous voyez un mouton jeter sa laine, et que le temps de le tondre n'est pas arrivé, vendez vite cette bête, car elle deviendra dangereuse pour le troupeau. Si le berger agissait bien, il ne ferait jamais paître ses moutons le matin, que lorsque le soleil a frappé.

Prix du Livre 1 *fr.* 50 cent.

A Toulouse, chez BENICHET Cadet, Imprimeur-Libraire.